R$ 11,90

conhecer & enfrentar

PROBLEMAS DA PELE

conhecer & enfrentar

PROBLEMAS DA PELE

Denise Steiner

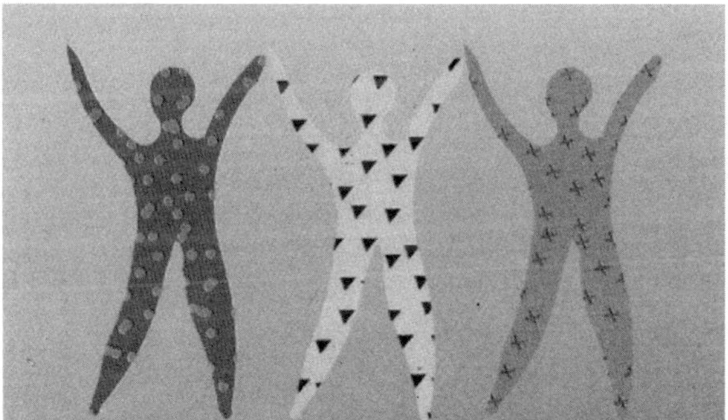

EDITORA CONTEXTO

Coleção
Conhecer & Enfrentar

Coordenadores
Dr. Paulo Palma
Dr. Carlos Domene

Preparação de originais
Rose Zuanetti

Projeto gráfico
Tania Ferreira de Abreu

Diagramação
Niulze Aparecida Rosa

Ilustração de capa
Mônica Arghinenti

Revisão
Sandra Brazil

Dados Internacionais da Catalogação na Publicação (CIP)
(Câmara Brasileira do Livro, SP, Brasil)

Steiner, Denise.
Problemas da pele / Denise Steiner. 4. ed. – São Paulo: Contexto, 2000. – (Conhecer & Enfrentar).

ISBN 85-7244-067-4

1. Dermatologia. 2. Pele. 3. Pele – Doenças. 4. Pele – Doenças – Prevenção. I. Título. II. Série.

97-1620 CDD-616.5
NLM-WM 140

Índices para catálogo sistemático:
1. Pele: Doenças: Dermatologia: Medicina 616.5
2. Pele: Problemas: Dermatologia: Medicina 616.5

2000

EDITORA CONTEXTO (Editora Pinsky Ltda.)
Diretor editorial *Jaime Pinsky*
Rua Acopiara, 199 – Alto da Lapa
05083-110 – São Paulo – SP
PABX/FAX: (11) 3832 5838
contexto@editoracontexto.com.br
www.editoracontexto.com.br

SUMÁRIO

Aos meus pais, Edson e Berta, que proporcionaram esta maravilhosa opção.
Ao Beo, meu companheiro, amigo e amor, que transcende os sentimentos explicáveis.
Aos meus filhos, Tatiana, Marcelo e Gustavo, que são os melhores.

INTRODUÇÃO

O maior sentido de nosso corpo é o tato.
Provavelmente é o mais importante dos sentidos;
informa-nos sobre a profundidade, a espessura e a forma;
sentimos, amamos e odiamos, somos suscetíveis e tocados
em virtude dos corpúsculos táteis de nossa pele.

(J. Lionel Tayler, *The Stages of Human Life*, 1921)

A pele atua como um mediador entre o mundo exterior e a máquina humana. É o órgão mais extenso e pesado do corpo do homem e desempenha funções tão importantes quanto as do coração, do fígado e dos pulmões. A pele é um envoltório protetor e elástico que se amolda suavemente a todas as formas e reentrâncias do corpo humano. Faz também trocas ativas com o meio ambiente, protegendo e defendendo o indivíduo de todos os tipos de agressões externas.

Como órgão sensitivo, a pele é crucial no contato entre as pessoas, tendo grande importância psicológica. Recém-nascidos que não mantêm contato de pele com sua mãe, por exemplo, tornam-se agressivos e adoentados, apresentam inclusive problemas relacionados ao desenvolvimento.

Ainda mais, a pele é especial porque é a parte externa da pessoa, reflete sua aparência, seus "segredos" e as marcas do tempo. É por essas e outras que conhecemos tantas expressões relacionadas a ela, como "à flor da pele", "é uma coisa de pele"...

ANATOMIA E FISIOLOGIA

Juntamente com o olfato, a visão e a audição, a pele estabelece o contato com o meio exterior localizando o indivíduo no meio e no espaço. Comparativamente, ela é o órgão do corpo humano que tem maior exposição externa, sofrendo de maneira ímpar as agressões do meio ambiente, através do sol, condições climáticas, poluentes e uma infinidade de produtos químicos.

A pele é formada por três partes distintas: epiderme, derme e hipoderme, como vemos na *figura 1.*

Epiderme

A epiderme é a parte mais externa da pele, formada por um empilhamento de células, como uma parede de tijolos. Esta camada está constantemente em renovação.

As células da camada mais profunda da epiderme são as chamadas células-mãe (germinativas) que produzem novas células; as mais velhas vão sendo empurradas para cima, ficando mais achatadas, até morrerem e formarem a camada córnea. O achatamento dessas células acontece devido à pressão atmosférica que empurra a pele para baixo.

A maior parte das células da epiderme são os queratinócitos, que produzem a queratina – proteína essencial para a proteção do corpo.

A última parte da epiderme (mais externa) é a camada córnea, uma capa morta que vai se despregando suave e continuamente. Quando a pele sofre uma agressão violenta, como uma queimadura,

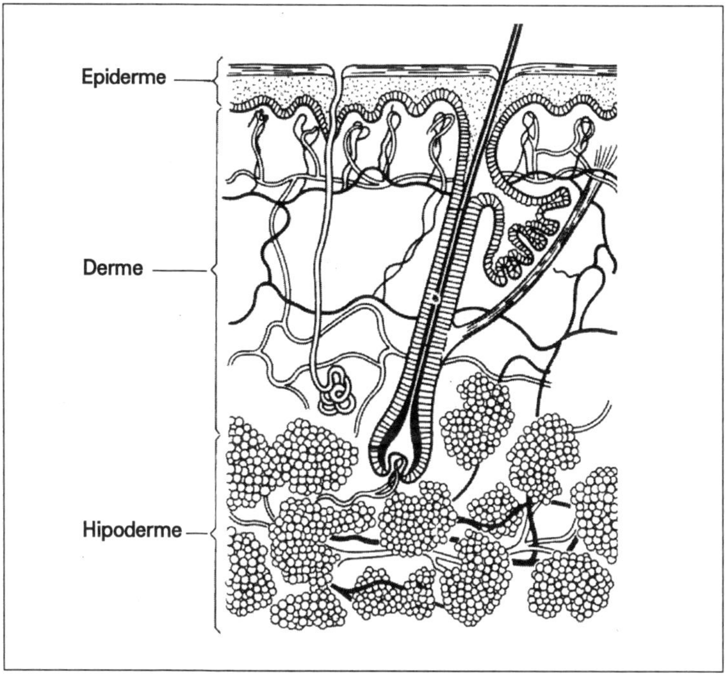

Figura 1: Anatomia da pele

muitas células são mortas precocemente e eliminadas em forma de escamas córneas. Popularmente, este é o "descascado" a que estamos sujeitos após uma exposição exagerada ao sol. O calo, que aparece nos pés e dói muito, nada mais é do que a camada córnea engrossada pela pressão constante de sapatos apertados. Nas pessoas idosas, a camada córnea fica mais preguiçosa e a pele se torna seca e quebradiça (*fig. 2*).

Na epiderme também encontramos uma célula importantíssima chamada melanócito. Esta célula produz a melanina, um pigmento responsável pela cor da pele, olhos e cabelos (*fig. 2*). A melanina é uma espécie de filtro solar natural, porque absorve a radiação do sol evitando queimaduras e câncer de pele. Quanto mais escura a pele de uma pessoa, mais melanina e mais protegida em relação ao sol ela está.

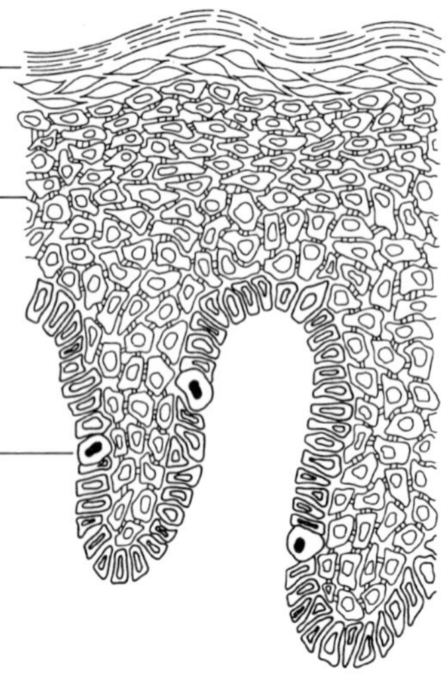

Figura 2: Anatomia da epiderme

Derme

Localizada abaixo da epiderme, a derme é uma camada muito ativa com vasos, nervos, glândulas, células e fibras. O folículo piloso – nome científico do local onde nasce o cabelo ou pêlo – também se encontra nessa camada da pele (*figs. 1 e 3*).

A derme é constituída de muitas fibras de colágeno e elastina responsáveis pela tonicidade e elasticidade da pele. Essas fibras são produzidas em grande quantidade principalmente nos primeiros anos de vida, mas a velocidade de sua produção diminui com o passar dos anos, e a pele vai ficando mole como um elástico velho.

As glândulas sudoríparas, que produzem o suor, ficam na derme (*fig. 3*). É bom lembrar que o suor é muito mais importante do que se possa imaginar: ele mantém estável a temperatura do corpo humano. Nas crianças pequenas, por exemplo, as glândulas produtoras de suor não funcionam tão bem e podem entupir retendo líquido na pele. Daí surgem as brotoejas, aquelas bolinhas vermelhas que coçam muito

A derme também contém os nervos sensitivos responsáveis pelo tato que juntamente com a audição, a visão e o olfato formam os sentidos do corpo humano. Essas pequenas terminações nervosas são essenciais para os nossos reflexos de defesa porque elas nos permitem sentir dor (*fig. 4*). Pacientes com lepra (hanseníase) estão sempre machucados porque possuem as terminações nervosas da pele destruídas e, portanto, não sentem dor. Por causa disso agüentam uma pedra no sapato, por exemplo, e só percebem o ferimento quando o tiram do pé.

O tato é importante ainda mais para o toque, o carinho, o abraço que transmitem o aconchego, a proteção e o amor. Muitos estudos mostram a importância desse contato principalmente para os recém-nascidos. Macacos bebês abandonados por suas mães logo após o nascimento morrem precocemente de tristeza. Crianças recém-nascidas que não são acarinhadas pelas mães apresentam graves deficiências no desenvolvimento motor, no aprendizado e no convívio social.

Na derme ainda estão as glândulas sebáceas produtoras do óleo (sebo) que ajuda a hidratar e a proteger a pele (*fig. 3*). Muitos microorganismos (bactérias e fungos) são impedidos de entrar na pele por essa barreira oleosa, o que protege o organismo das infecções e micoses.

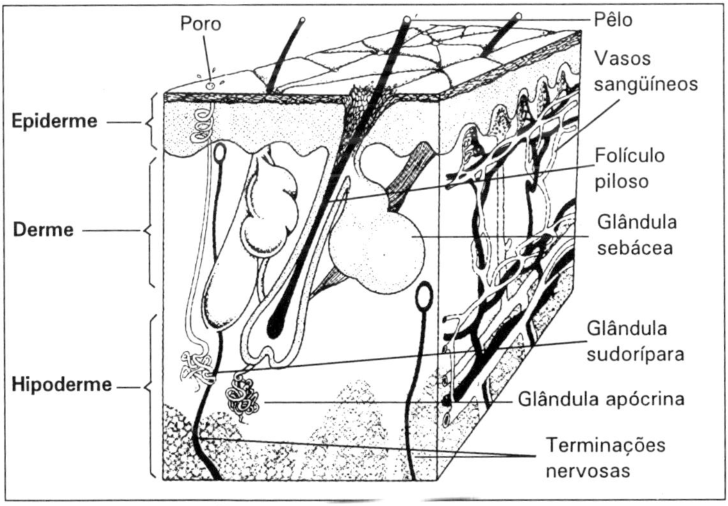

Figura 3: Estruturas da pele

Os vasos sangüíneos são importantes para levar os nutrientes à pele. Eles ajudam a manter a temperatura da cútis, pois dilatam ou contraem conforme o calor externo. A pele tem metros e metros de vasos sangüíneos (*fig. 3*); quando estamos assustados, por exemplo, ficamos pálidos porque os vasos contraem e mandam mais sangue ao coração.

A chamada raiz ou bulbo capilar está localizada na parte mais profunda da derme (*fig. 3*). O cabelo não tem uma função vital no organismo, no entanto seu peso psicossocial e estético é muito valorizado em nossa sociedade.

Hipoderme

Vindo logo abaixo da derme, a hipoderme é a camada mais profunda da pele. É formada de milhões de células gordurosas, agrupadas umas as outras e irrigadas por vasos sangüíneos mais calibrosos. A hipoderme ajuda a manter a temperatura do corpo, sendo também uma reserva energética. Quando estamos mais magros, por exemplo, sentimos mais frio e, se ficamos doentes, não temos de onde retirar a energia. A hipoderme também delineia o corpo e é a responsável pelas formas curvilíneas, mais evidentes nas mulheres.

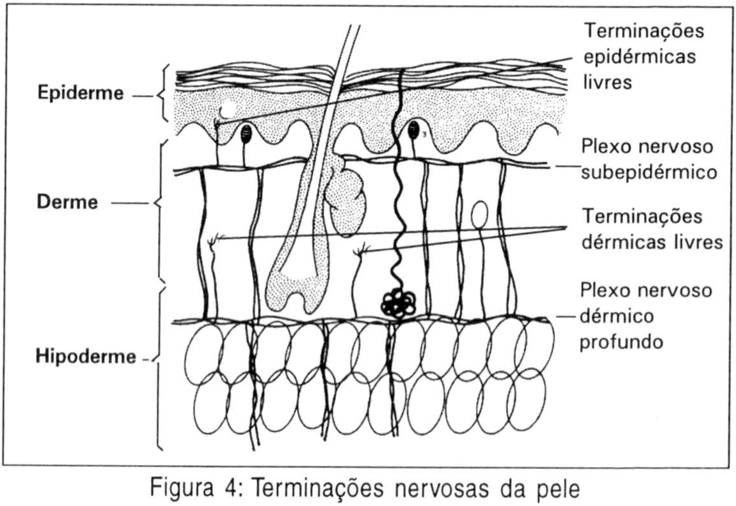

Figura 4: Terminações nervosas da pele

CUIDADOS COM A PELE

A pele está sujeita aos mesmos mecanismos que causam doenças e envelhecimento em outros órgãos. Porém, ao contrário dos rins, coração, fígado... que estão na parte de dentro do organismo, a pele também é agredida pelo sol, poluentes e condições climáticas que estão do lado de fora.

A pele é o único órgão que sofre dois tipos de envelhecimento: o *cronológico*, causado pela idade e controlado por mecanismos genéticos; e o *fotoenvelhecimento*, causado pelo sol.

Quando comparamos a pele exposta ao sol com a não exposta de uma pessoa com idade cronológica de 60 anos, comprovamos o que significa a agressão solar. A pele fotodanificada é manchada, grossa, seca, enrugada; enquanto aquela não exposta é macia, lisa, clara, homogênea.

O segundo grande fator de envelhecimento cutâneo é o hábito de fumar. A nicotina vai obstruindo os vasos sangüíneos da pele, tornando-a amarelada e sem vida. Ademais, a cicatrização em fumantes crônicos é retardada, produzindo marcas ainda maiores e pouco estéticas.

A pele, entendida como escudo protetor, precisa de cuidados especiais para enfrentar melhor todos os agressores externos e internos. Os produtos cosméticos têm a função de proteger, limpar, hidratar e embelezar a pele. Eles são definidos como substâncias de uso externo que não podem interferir no funcionamento normal da pele, mas somente conservá-la no seu melhor estado.

Já os chamados cosmecêuticos (cosmético terapêutico) são considerados agentes com maior potencial de ação, porque revertem certos danos já ocorridos na cútis. Cosmecêutico é um neologismo que suscita ainda muita controvérsia.

Tipos de pele

Vale aqui caracterizar os tipos de pele:

Pele normal – Considerada a pele ideal, apresenta espessura mediana, secreção equilibrada, formando uma eficiente película hidrolipídica (água + lipídio), cor tendendo para o róseo e tônus e elasticidade uniformes, superfície lisa e aveludada, brilho normal e óstios não perceptíveis.

Pele oleosa – Com espessura aumentada, engrossada, e com acentuação dos sulcos de expressão, a pele oleosa se caracteriza pela produção excessiva de óleo, que lhe confere maior brilho e provoca a abertura dos óstios, principalmente na zona central (testa, raiz e queixo). Em geral ela é bem resistente, tolerando melhor as agressões e envelhecendo mais lentamente. Em alguns casos é desidratada, repuxando com facilidade. São mais suscetíveis à dermatite seborréica (eritema e descamação).

Pele seca – Apresenta pouca produção sebácea, é opaca, sem brilho e desidratada. A desidratação da pele seca se intensifica pela falta de óleo, que tem a propriedade de evitar a evaporação da água. Sua espessura é bem fina, os óstios diminutos, o aspecto farináceo. Sendo pouco elástica, a pele seca mostra finas rugas e tendência à formação de telangiectasias (lesões constituídas pela dilatação de pequenos vasos sangüíneos) e ao envelhecimento precoce.

Pele mista – é um tipo de pele muito freqüente. Sua zona central tem características de pele oleosa e as partes laterais, de pele seca.

Cuidados diários com a pele

Limpar, tonificar, hidratar, nutrir são cuidados básicos que se deve ter com a pele diariamente. Vejamos.

Limpeza

A limpeza da pele é um procedimento fundamental. Para retirar as impurezas e limpá-la suavemente, podem ser usados sabonetes, leites ou cremes.

Os sabonetes fazem espuma, desengorduram e limpam. Sabonetes neutros são aqueles com ph (potencial de hidrogênio) parecido com o da pele, aproximadamente cinco. O ph traduz a medida de acidez da cútis, fator importante para as reações químicas ocorrerem da melhor forma. Quando usamos um produto com ph muito diferente daquele da pele, sentimos ardor, irritação, ressecamento ou outros sintomas desagradáveis.

As peles oleosas podem ser lavadas com sabonetes, porém, as secas devem ser limpas com leites ou cremes. As loções de limpeza com muito álcool não são adequadas nem à pele oleosa nem à seca. Nas peles mais oleosas, essas loções provocam "efeito rebote" produzindo ainda mais óleo; ao contrário, causam ressecamento e irritação nas peles secas. Os cremes de limpeza, por sua vez, podem ser muito gordurosos para as peles oleosas. Enfim, o produto ideal para limpar a pele é o leite de limpeza, uma loção cremosa sem álcool que combina com todos os tipos de pele.

A limpeza da pele deve ser feita pelo menos duas vezes ao dia: ao levantar e ao deitar. À noite ela é muito mais importante, porque, afinal, a pele ficou exposta aos agentes externos durante o dia inteiro. Como a limpeza com sabonetes e cremes tem ação passageira, ela deve ser repetida diariamente.

A pele deve estar limpa quando receber a aplicação de qualquer produto. Esta prática facilita a entrada dos ingredientes ativos. Alertamos que é imprescindível limpar a pele após o uso de maquiagem pesada, pois pode ocorrer obstrução dos óstios e o aparecimento de cravos e espinhas.

Tonificação

Loções tônicas ou adstringentes têm função semelhante, que é retirar o excesso de resíduos e promover a sensação de frescor.

Elas também possuem especificação para peles oleosas, normais ou secas, e, quando usadas diariamente, devem vir após o produto de limpeza.

Essas loções têm álcool em maior ou menor grau. As menos alcoólicas são melhores para evitar o "efeito rebote" e irritativo desta substância. Algumas loções têm também substâncias calmantes, como o azuleno, que é um derivado da camomila.

O uso correto consiste em espalhar suavemente com algodão a loção tônica escolhida e depois enxaguar com água corrente.

A tonificação não é um procedimento imprescindível para a pele, porém é útil para as peles mais oleosas e com maior facilidade de obstrução.

Hidratação

A hidratação normal define a quantidade de água necessária para a cútis apresentar melhor aparência e funcionamento. Quando a pele está desidratada, ela se torna áspera, sem brilho, com descamação e maior tendência a irritações e envelhecimento.

A camada córnea é a responsável pela hidratação da pele, esta camada corresponde a células anucleadas superpostas e formadas principalmente de proteínas e lipídeos (*fig. 2*).

O hidratante é um produto de uso tópico que tem a capacidade de manter estável a quantidade de água na pele, seja porque evita sua evaporação através de uma película protetora, seja porque possui princípios ativos que atraem a água para si, como a uréia, o ácido hialurônico ou o colágeno.

Muitas vezes o corpo e o rosto têm tipos diferentes de pele, e por isso mesmo pedem hidratantes também diversos. Podendo ser usado uma vez por dia, o melhor hidratante é aquele com cheiro e consistência agradáveis e adequado ao tipo de pele normal, oleosa, ou seca.

As peles oleosas e seborréicas pedem hidratantes mais leves, em forma de gel, que tenham em sua fórmula algum álcool e que não engordurem a cútis. As peles secas adaptam-se melhor a cremes mais oleosos.

O hidratante diário para o rosto, pescoço e áreas expostas deve estar associado a um filtro solar, que protegerá a pele de raios ultravioleta. Sabemos que a radiação do sol provoca danos cumulativos. Ir e voltar do trabalho todos os dias, por exemplo, também é uma forma de "tomar sol". Não podemos esquecer ainda que a luz solar passa através dos vidros do carro e reflete-se no cimento e em paredes.

O uso diário de um filtro solar – com fatores de 8 a 15 – é um dos cuidados preventivos mais importantes que se deve tomar em relação ao envelhecimento da pele.

Nutrição

À noite se costuma recomendar o uso de creme nutritivo. Na verdade, este nome é inadequado, porque a nutrição da pele é feita pelos vasos sangüíneos e depende da alimentação e da irrigação dos mesmos.

O produto nutritivo é um tipo de hidratante mais potente que pode conter vitaminas, hormônios ou substâncias variadas. Atualmente, os ácidos são muito utilizados em cremes noturnos. Vejamos.

- Ácido retinóico: Derivado da vitamina A, com efeito esfoliante, foi utilizado primeiramente no tratamento de acne. Os produtos que contêm ácido retinóico não são considerados cosméticos, mas sim medicamentos. Este ácido promove o espessamento da epiderme, estimula a produção de fibras de colágeno, melhora a tonicidade e diminui as marcas das rugas. O ácido retinóico foi o precursor dos produtos que tratam o envelhecimento da pele com mais eficácia. É fotossensibilizante e, portanto, incompatível com a exposição ao sol. Deve ser usado à noite para não deixar seqüelas como avermelhamento, manchas e descamação da pele.
- Alfa-hidróxidos: Seu principal representante é o ácido glicólico, que hoje é utilizado em muitos produtos cosméticos. Estes ácidos em concentração baixa (até 5%) promovem discreta esfoliação, deixando a pele suave e renovada.

O ácido glicólico é menos irritante que o retinóico e não é fotossensibilizante, sendo permitido inclusive no alto verão, respeitando-se as concentrações (até 5%) e o ph (aproximadamente 3).

O uso dessas substâncias deve seguir as prescrições médicas. Insisto que, quando usadas constantemente, elas têm efeito antienvelhecimento, melhorando manchas, aspereza, tonicidade e rugas da pele.

Maquiagem

Embora a indústria esteja cada vez mais desenvolvendo cosméticos que não prejudicam a pele, devemos tomar muito cuidado na escolha dos produtos para maquiagem. Aqui seguem alguns alertas:

- Base: Deve ser leve, não-oleosa, em cores próximas à da pele. O uso não é recomendado para peles muitos oleosas e acneicas. Muitas bases contêm também filtro solar, o que ajuda a prevenir o envelhecimento.
- Pó compacto: Deve ser evitado, pois não tem função específica, podendo ser substituído por bases sem brilho.
- Batom: Pode ser usado, de preferência aqueles com filtro solar, cremosos e de boa qualidade. Evitar batons que mudam de cor e os de longa duração.
- Rímel, sombra, delineador, lápis, corretivo: Os produtos para os olhos devem ser de marca idônea e não podem ser passados na área interna dos olhos.

É importante ressaltar que qualquer pessoa pode apresentar de repente alergia a maquiagem. Isso não significa necessariamente que o produto seja inadequado; a pessoa é que pode ter se tornado alérgica.

Lembretes e recomendações

- antes de se deitar a maquiagem deve ser cuidadosamente retirada, para evitar obstrução dos óstios;
- os cuidados de limpeza, hidratação, nutrição e proteção em relação à radiação ultravioleta devem ser constantes em qualquer época do ano;
- a característica do cosmético utilizado pode modificar conforme a estação do ano;
- em geral a pele apresenta modificações de acordo com as estações do ano. No verão, a maior produção de sebo deixa a pele mais oleosa, brilhante, com mais propensão à acne. No inverno, ao contrário, há maior ressecamento, diminuição do óleo e do brilho, fechamento dos óstios e descamação;
- cosméticos importados podem não ser adequados à pele dos brasileiros. Lembre-se de que nossas temperaturas mais altas propiciam maior produção de óleo durante todos os meses do ano e que, portanto, os produtos importados podem não combinar com nosso clima tropical e as características de sua pele. Além disso, embora de boa qualidade, eles podem ser pesados ou obstrutivos.

O mito:

Hidratantes melhoram as rugas.

A verdade

A função do hidratante é manter estável a quantidade de água da pele e não promover ações antienvelhecimento.

O mito:

Usar filtro solar todos os dias estraga a pele.

A verdade

O uso diário do filtro solar, associado ou não ao hidratante, protege a pele dos raios ultravioleta. É preventivo contra envelhecimento e tumores de pele.

O mito:

Os cremes usados à noite não deixam a pele respirar.

A verdade

A pele "respira" através dos vasos sangüíneos. O que pode atrapalhar essa irrigação sangüínea são os cremes pesados que provocam obstrução dos óstios.

O mito:

Os ácidos mancham a pele.

A verdade

Quando bem indicados e usados adequadamente, eles clareiam as manchas e melhoram os sinais de envelhecimento da pele.

O mito:

Todo creme deve ser passado de baixo para cima.

A verdade

Em geral a maneira correta é a higiênica. A camada fina de creme deve ser espalhada com suavidade sobre a pele limpa, sem movimentos bruscos e por igual. A direção do movimento somente vai importar se a intenção for massagear a pele.

O mito:

Os produtos para limpar, tonificar e hidratar a pele têm de ser da mesma linha.

A verdade

Produtos da mesma linha são mais adequados, pois têm os mesmos ingredientes básicos de perfume, conservantes, além de tratarem determinado tipo de pele em idades específicas. No caso de produtos manipulados ou receitados, sua linha poderá ser diferente porque o especialista fará as combinações adequadas.

O mito:

Loções alcoólicas limpam melhor a pele, pois deixam o algodão escuro.

A verdade

O álcool irrita a pele e tem o efeito "rebote" de estimular a produção de óleo (sebo). Leites ou cremes de limpeza são melhores que loções alcoólicas e não causam esses efeitos indesejáveis.

O mito:

Sauna limpa a pele.

A verdade

A sauna não deve ser considerada como um tratamento para a pele. A temperatura esquenta a cútis, os óstios se abrem e liberam as sujeirinhas com mais eficiência; o que não significa limpeza de pele. Além disso, sauna não emagrece, apenas relaxa. Lembre-se de que não existe sauna melhor ou pior para determinada pessoa ou pele. Somente peles muito oleosas e sujas podem se beneficiar deste procedimento.

O mito:

Cremes importados não são indicados para a pele dos brasileiros.

A verdade

Esta afirmação é muito relativa e não tem a ver com a qualidade dos produtos importados. Sem dúvida, os cosméticos mais gordurosos são inadequados às peles oleosas, principalmente no verão. No entanto, produtos mais leves em forma de gel podem ser convenientes.

ACNE

Cravos, espinhas, cistos, caroços e cicatrizes. Não chamamos uma única espinha de acne, mas, sim, o conjunto dessas alterações muito comuns na adolescência.

A acne perturba sobremaneira os jovens, por natureza já bastante críticos com a própria aparência. Eles seguem qualquer espécie de conselho para eliminar do rosto as inflamações ou marcas deixadas pela acne. Além disso, ficam ansiosos para se livrarem rapidamente dela e tampouco têm paciência para tratamentos prolongados.

O maior responsável pelo aparecimento da acne é a glândula sebácea, localizada na derme, dependurada num canal chamado folículo piloso. Durante a infância esta glândula permanece inibida, pequena e não produz nenhum sebo, razão pela qual as crianças têm pele lisa, homogênea e sem oleosidade. A acne aparece na puberdade induzida pelo início da produção dos hormônios femininos (estrógenos) e masculinos (andrógenos).

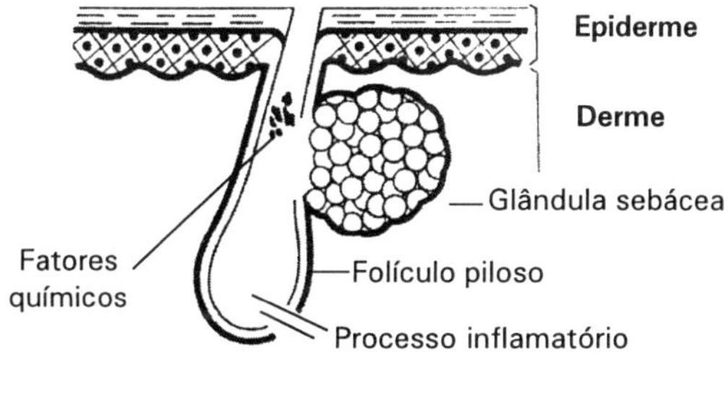

Figura 5: Patogenia da acne

Estimuladas principalmente pelos hormônios andrógenos, as glândulas sebáceas começam a funcionar deixando a pele mais oleosa. Nesse período, aqueles que têm tendência para acne produzem muito mais sebo, que entope os canais de saída da pele, os chamados óstios.

O canal entupido é o *cravo*, de cor preta (preto em virtude da oxidação do sebo). Muitas bactérias começam a viver e a crescer neste canal, produzindo uma série de substâncias irritantes que provocam a inflamação.

A *espinha* vermelha representa a inflamação.

Os *cistos* e os *caroços* são espinhas mais profundas, mais irritadas e inflamadas.

As *cicatrizes* são as marcas conseqüentes das lesões mais profundas e que vêm a furo.

A acne aparece no rosto, peito e dorso, onde o número de glândulas sebáceas é maior. Na palma da mão e planta do pé, por exemplo, não existem essas glândulas e, portanto, não ocorre acne. Ainda que os índices hormonais não sejam altos nas pessoas com acne, os hormônios induzem sim o funcionamento das glândulas sebáceas.

A acne aparece em pessoas com tendência hereditária. Isto significa que um jovem, cujo pai e cuja mãe tiveram acne, tem maior chance de apresentá-la. No entanto, você pode ser o primeiro a ter espinhas em sua família, assim como todos os irmãos ou somente um deles pode apresentar pele acneica.

Durante a adolescência a acne pode apresentar graus variados com maior ou menor inflamação. Ela sempre é mais grave quando apresenta cistos, caroços e muitas lesões nas costas.

Tratamento da acne

A acne é uma doença que precisa ser tratada independentemente da idade da pessoa. Ela deve ser avaliada por um especialista e nunca servir como campo de experimentação de curiosos.

Espremer e cutucar espinhas deve ser evitado, assim como o uso de produtos caseiros ou desconhecidos. Não se deve também acreditar em soluções milagrosas, pois elas só pioram o quadro.

A pele com espinhas deve ser lavada duas ou três vezes ao dia com sabonete neutro ou o indicado para pele oleosa. A lavagem serve para limpar e evitar o entupimento dos óstios. Lembre-se de que logo após a lavagem da pele haverá menos óleo, porém, a produção interna das glândulas continuará a mesma. Deve-se evitar ainda as loções alcoólicas que irritam a pele e acabam estimulando a produção de sebo.

Conforme o grau e a intensidade da acne, o tratamento se dá por via oral ou local, dependendo de uma avaliação criteriosa do tipo, extensão e motivo da mesma:

- No tratamento local são utilizadas substâncias queratolíticas (esfoliantes) para evitar o entupimento do óstio. Neste grupo estão incluídos os ácidos glicólico e retinóico. Limpeza de pele pode ser feita durante o tratamento sempre com orientação médica;
- São indicados antibióticos tópicos para diminuir a proliferação bacteriana. Nos casos mais graves, antibióticos do grupo das tetraciclinas. Existe também a opção da isotretinoína, um derivado da vitamina A com ação direta na glândula sebácea, que faz diminuir o tamanho e a secreção da mesma. A isotretinoína é um remédio caro que causa vários efeitos colaterais, embora com ótimos resultados terapêuticos. Deve ser evitado em mulheres grávidas, pois pode prejudicar o feto.

A maquiagem e outros cosméticos devem ser evitados, porque podem contribuir para o entupimento dos óstios. Pelo mesmo motivo, os filtros solares devem ser avaliados com critério para se evitar filtros oleosos ou aqueles que não saem na água. O indivíduo com acne precisa de filtro solar, porém deve dar preferência às formas em gel. Loções ainda são mais indicadas do que cremes.

A acne não é um bicho-de-sete-cabeças e, quando tratada a tempo, não evolui para cicatrizes. É importante lembrar que o adolescente já passa por várias mudanças, tem uma autocrítica exacerbada e uma pele inflamada e marcada só pode prejudicá-lo do ponto de vista psicológico e social.

Outros tipos de acne

Existem outros tipos de acne causados por motivos diferentes daquele da puberdade.

1. O recém-nascido pode apresentar pequenas espinhas e cravos no rosto. Isto acontece porque, no final da gestação, a mãe passa para o feto grande quantidade de hormônios masculinos, e o bebê nasce com uma espécie de puberdade precoce. Não é preciso nenhum tipo de tratamento, pois as lesões desaparecem por si.

2. A acne ocupacional ocorre em trabalhadores que manipulam produtos gordurosos como óleo e graxa, que entopem os folículos causando grandes cravos pretos nas áreas de maior contato. Esta acne é comum entre mecânicos e frentistas de postos de gasolina. O tratamento consiste em evitar o contato através de luvas e roupas adequadas.

3. A acne hormonal aparece em mulheres de mais de 30 anos de idade. Elas podem apresentar ovário policístico, tumores nos ovários ou na supra-renal. Nestes casos, não há predisposição genética mas influência de uma doença que provoca o aumento do hormônio masculino. Este tipo de acne sai mais na região do queixo e pescoço, apresentando nódulos mais inflamados e doloridos. Pode haver associação com o aumento de pêlos e também queda de cabelo. São necessários exames para se pesquisar a causa: o tratamento é feito com remédios específicos para baixar os níveis hormonais.

4. A acne cosmética ocorre em razão do uso de produtos que entopem os óstios. Este tipo de acne é muito comum nas peles mais oleosas e seborréicas, quando submetidas a cre-

mes mais gordurosos. O tratamento consiste em suspender o cosmético inadequado.

5. A acne medicamentosa é causada pelo efeito colateral de alguns remédios à base de cortisona, xaropes de iodo, cloro, bromo, além de complexo B e anticonvulsivantes. Neste caso a suspensão da medicação é o tratamento correto.

O mito:

Alguns alimentos provocam espinhas e cravos.

A verdade

Alimentos como amendoim, chocolate, carne de porco não provocam espinhas isoladas muito menos acne. Muitos trabalhos científicos comprovam que não existe relação direta entre o alimento ingerido e a produção do sebo pela glândula sebácea. Esta não funciona numa relação direta com a alimentação, ou seja, a gordura do chocolate, por exemplo, não vai diretamente para a pele.

No entanto, o fato de os alimentos gordurosos não causarem acne não significa que sejam saudáveis, pois aumentam o colesterol e facilitam a pressão alta e o infarto do miocárdio.

O mito:

É preciso mexer nas espinhas para limpar a pele.

A verdade

CUIDADO! Os cravos e principalmente as espinhas nunca devem ser espremidos pela própria pessoa, namorados, amigos ou parentes. Se isso acontecer, é possível que o local fique contaminado por unhas sujas e a pele traumatizada, levando a cicatrizes maiores. A limpeza de pele deve ser feita por pessoas especializadas e em local adequado.

O mito:

Masturbação piora a acne.

A verdade

Masturbação não piora a acne. É o ato compulsivo de mexer nas espinhas sem parar que pode ter relação com problemas emocionais envolvendo a sexualidade. Manipulação exagerada deve ser avaliada pelo médico especialista.

O mito:

Sol melhora a pele.

A verdade

O sol tem efeito antiinflamatório e melhora a acne ligeiramente. Porém, quando o sol é exagerado a acne piora, pois a pele queimada fica mais grossa e facilita o entupimento dos óstios.

O mito:

Produtos como álcool são mais fortes e limpam melhor a pele com acne.

A verdade

A pele acneica deve ser limpa com produtos suaves sem muito álcool. Embora promova uma sensação imediata de frescor e limpeza, as loções com álcool provocam em segundos um efeito "rebote" aumentando ainda mais a quantidade de óleo na pele. Além disso, é irritante e elimina as defesas naturais da pele.

O mito:

Acne é uma doença contagiosa.

A verdade

Não, acne não é uma doença contagiosa. Acontece na puberdade por tendência hereditária e também por medicamentos, doenças, cosméticos, como vimos anteriormente.

O mito:

Os derivados da vitamina A causam impotência sexual.

A verdade

Apesar de provocar certos efeitos colaterais, a isotretinoína (um derivado da vitamina A usado no tratamento da acne) não causa impotência. Mas, lembre-se: os remédios sempre devem ser indicados pelo médico.

CÂNCER DE PELE

Câncer de pele pode ser definido como um crescimento anormal de células resultando num tumor que pode se apresentar em forma de caroço, ferida, bolinha, vermelhão, mancha e outros.

Normalmente ele aparece em partes da pele mais expostas ao sol, como o rosto, colo, pescoço e braços. Existem vários tipos de câncer de pele, dos quais três são mais comuns e graves: carcinoma basocelular; carcinoma espinocelular; melanoma.

Carcinoma basocelular e carcinoma espinocelular

Estes dois tipos de câncer acontecem por causa do sol em áreas da pele mais expostas e em pessoas mais claras com mais de 40 anos de idade. Apresentam-se inicialmente como lesões avermelhadas que descamam e estão ligeiramente endurecidas. Têm um crescimento lento e gradual, podendo se transformar em feridas e caroços maiores. Estas lesões, embora cresçam devagar, nunca cicatrizam sozinhas.

Melanoma

O mais perigoso dos três tumores citados, o melanoma é um tumor agressivo e traiçoeiro, pois provoca metástases – ramificações malignas em outros órgãos. Ele pode aparecer espontaneamente ou se originar de uma pinta preexistente.

O câncer de pele sempre precisa ser retirado e o tratamento precoce é a melhor solução, por isso **é fundamental estar atento a qualquer alteração que venha a ocorrer na pele**. A progressão do câncer pode atingir órgãos internos e isso torna o tratamento muito difícil.

Pintas e melanoses

As pintas são agrupamentos de células especiais que formam verdadeiros ninhos na epiderme ou derme. As pintas mais perigosas são aquelas de cor muito escura, grandes, com bordas e coloração muito heterogêneas. Qualquer modificação em uma pinta – sangramento, mudança de cor, crescimento rápido, dor, inflamação – deve ser encarada como perigosa e precisa ser vista pelo médico.

As melanoses são aquelas lesões arredondadas, castanhas ou pretas, que aparecem no rosto e nas mãos depois de certa idade. Elas representam um desgaste dos melanócitos, células responsáveis pela produção de melanina. Estas células, muito agredidas pelo sol, passam a distribuir o pigmento de forma irregular na pele. As melanoses também são chamadas de manchas senis porque ocorrem após muitos anos de exposição ao sol em áreas mais atingidas como: rosto, braços e mãos. Elas são benignas, porém pouco estéticas, razão para as queixas freqüentes no consultório dermatológico.

Sol e suas conseqüências

O sol é o grande vilão em relação ao envelhecimento e a tumores de pele. Ele é quentinho, gostoso e parece nos encher de energia. Além disso, é necessário para ativar a vitamina D na pele e evitar o raquitismo.

Como se não bastasse, o sol é responsável pelo bronzeamento considerado sinônimo de saúde e beleza na sociedade contemporânea, especialmente em nosso país tropical. Realmente, necessitamos de luz para não ficarmos deprimidos, mas a quantidade necessária para isso é mínima, assim como aquela para ativar a vitamina D. Com 10 minutos de exposição ao sol, diariamente, nossas necessidades estariam supridas. Já para ficarmos bronzeados, são necessárias várias horas de exposição, em várias posições, durante alguns dias. É aí que as coisas começam a complicar.

A luz solar compreende vários tipos de radiação com diferentes comprimentos de onda, como uma onda do rádio. Assim como procuramos a estação certa na freqüência que queremos ouvir uma música, a luz atinge mais ou menos nossa cútis e sintoniza ou não com nossas células.

O sol atravessa a camada de ozônio (o envoltório de gases que protege a Terra) bloqueando grande parte dos raios solares e transformando os mesmos em calor. Ultimamente, essa camada protetora vem sofrendo modificações pela agressão dos poluentes, concentrados especialmente nas grandes cidades. Em determinados locais da Terra, a camada de ozônio está mais fina e permite a passagem de raios mais agressivos e em maior quantidade. Este parece ser o principal motivo do aumento assustador do câncer de pele nos últimos anos.

O sol atinge a pele e provoca danos nas células que são automaticamente reparados. Porém, com o passar do tempo, esses danos vão superando a reparação que possa existir. Isto faz com que a agressão solar seja cumulativa e que em idades mais avançadas apareçam seus efeitos: queratose (pré-câncer) e câncer de pele.

Desde o nascimento, todo minuto de sol significa um estrago a mais nas células da pele. Muitos trabalhos científicos comprovam que por volta dos 20 anos de idade já foram causados cerca de 70% dos danos que mais tarde, talvez após os 40 anos, provocarão manchas, asperezas, rugas, descamação e tumores de pele. Por isso o filtro solar deve ser usado durante toda a vida, incluindo infância, adolescência e velhice. Considerando que a prevenção é o melhor remédio, seu uso deve ser constante e rigoroso.

Filtros solares

Os filtros solares podem ter dois tipos de ação: absorver a radiação ultravioleta, transformá-la em calor e não permitir a agressão à pele; e refletir a radiação ultravioleta não permitindo que a mesma danifique a célula.

O primeiro é chamado de filtro químico, como o PABA (padimato, oxibenzona, eusolex, parsol etc.). O segundo é o filtro físico (micropartículas) cujos representantes são o dióxido de titânio e o óxido de zinco. O filtro ideal seria aquele capaz de bloquear todo o espectro de radiação do sol incluindo a ultravioleta A, ultravioleta B e infravermelha.

Luz ultravioleta A

Esta luz existe desde 7 horas da manhã. Não deixa a pele vermelha, mas hoje sabemos que penetra mais profundamente e provoca estragos na pele ainda não identificados. Ela também é responsável pelo câncer de pele e principalmente pelo envelhecimento.

O filtro solar pode proteger em relação à radiação ultravioleta A, esta informação vem escrita na embalagem do produto. Porém, ainda não está padronizado cientificamente seu nível de proteção. O número que sempre aparece nas embalagens de filtro solar refere-se à proteção específica da luz ultravioleta B.

O bronzeamento artificial em cabine é feito com máquinas (camas) que utilizam a radiação ultravioleta A. Elas são contra-indicadas, porque, apesar de não avermelhar a pele, causam rugas, manchas e tumores de pele assim como o sol.

Luz ultravioleta B

É a mais agressiva e ocorre em maior quantidade das 10 horas da manhã às 3 horas da tarde, período desaconselhado para exposição ao sol por queimar a pele.

O filtro solar geralmente tem um número que representa a proteção específica em relação ao ultravioleta B. Ele significa o tempo que a pessoa pode ficar exposta ao sol antes de ficar vermelha. Vamos supor que, sem nenhum filtro, uma pessoa demorasse 10 minutos para avermelhar. Se ela usasse o filtro 15, poderia permanecer 150 minutos ao sol antes de ficar vermelha.

Lembrar que o avermelhamento da pele sempre significa que ela está sendo demasiadamente agredida, o que aumenta sobremaneira os riscos de câncer de pele.

Radiação infravermelha

A luz infravermelha faz parte da luz do sol e é usada também em tratamentos fisioterápicos para diminuir a dor de contusões ou processos reumáticos. Esta radiação não provoca avermelhamento da pele, mas, sim, aumenta a temperatura da área em que a luz incide.

Trabalhos científicos recentes vêm demonstrando que a radiação infravermelha pode potencializar o efeito da radiação ultravioleta B, facilitando o aparecimento de tumores malignos de pele. É importante frisar que, no caso de tratamentos fisioterápicos, a luz infravermelha não tem efeitos prejudiciais à pele, pois não está associada à radiação ultravioleta B.

Já existem filtros solares com proteção específica contra os raios infravermelhos, neste caso, tal informação deve aparecer na embalagem do produto.

É bom ressaltar que os filtros solares chamados bloqueadores têm filtros físicos que protegem mais adequadamente em relação à radiação A e B. As vitaminas antioxidantes também estão sendo usadas nos filtros, pois combatem os radicais livres e evitam o envelhecimento da pele.

Radicais livres, nome tão em voga atualmente, são moléculas de oxigênio que sobram das reações químicas e que têm cargas positivas ou negativas sem neutralização. Esses agentes químicos, quando produzidos em grande quantidade, passam a agredir nossos tecidos.

Depois de uma exposição ao sol, e principalmente se nos queimamos, a quantidade de radicais livres aumenta assustadoramente. Não parece coerente que o próprio organismo provoque alguma agressão contra ele mesmo, mas esta se apresenta como uma das teorias possíveis para explicar o envelhecimento do ser humano.

Os filtros solares mais completos já têm em sua formulação vitaminas A, C e E, que são potentes anti-radicais livres e capazes de diminuir o dano causado pelo sol.

Além do filtro solar propriamente dito, o veículo que acondiciona o mesmo também é importante. Este pode ser um creme, uma loção cremosa ou alcoólica, ou um gel.

As peles mais oleosas e acneicas precisam de filtros em gel ou líquido, para não provocar entupimento dos óstios, o que originaria cravos e espinhas. As peles mais secas combinam melhor com filtros em forma de loções cremosas ou cremes propriamente ditos.

O filtro solar que tem nível de proteção maior que 15 em geral não consegue ser acondicionado no gel, porque quanto mais alta a proteção dos filtros, mais oleosos eles são.

Todas as pessoas de todas as cores e idades estão sujeitas à agressão solar e precisam usar filtro. As mais morenas podem usar proteção mais baixa, e as mais claras devem usar formulações com números mais altos.

Na tabela a seguir, apresentamos a classificação dos tipos de pele, segundo a cor, assinalando aquelas mais sensíveis à luz solar.

Tipo de pele	Características da pele
1	Queima com facilidade, nunca bronzeia; pele sensível.
2	Queima com facilidade, bronzeia pouco; pele sensível.
3	Queima um pouco, bronzeia de forma gradual; pele normal, em geral morena.
4	Quase não queima, bronzeia bem; pele normal, de cor marrom médio.
5	Queima raramente, bronzeia muito bem; pele insensível, de cor marrom-escuro.
6	Nunca queima, pigmentação forte; pele insensível, de mulatos e negros.

Crianças não podem deixar de usar filtro solar em hipótese alguma. Pessoas negras, mulatas e orientais não estão isentas dos efeitos prejudiciais do sol, apesar de contarem com maior quantidade de melanina na pele.

Uso de filtros solares

Lembretes e recomendações
• O filtro solar deve ser espalhado por todo o corpo por igual, inclusive nos pés. Antes da praia ou piscina, ele deve ser passado em casa pelo menos 15 minutos antes da exposição, pois é a primeira camada que irá proteger mais efetivamente. • Dependendo da sua formulação, o filtro solar pode ou não sair com água. Geralmente aqueles que são à prova d'água têm substâncias mais aderentes à pele (que podem causar bolinhas ou irritação). Crianças muito pequenas, pessoas com pele oleosa e acneica devem evitar este tipo de filtro. • Lembre-se de que a proteção do produto vai diminuindo com o passar do tempo, inclusive devido à sudorese (transpiração), água e outros fatores. Deve-se repetir o uso do filtro a cada três horas.

- Bronzeador não é sinônimo de filtro solar e não o substitui. Na verdade, o bronzeador é um produto com substâncias que deixam a pele mais sensibilizada ao sol, como o urucum ou a cenoura.
- Nos tempos atuais, deve-se evitar produtos bronzeadores que não tenham filtro solar.
- É muito perigoso utilizar na pele produtos ditos "naturais" (bronzeadores de folha de figo ou limão), assim como misturas caseiras de Coca-Cola e outros óleos. Já foram relatados casos de morte por queimaduras após o uso de substâncias que, embora "naturais", são fototóxicas, isto é, sensibilizam a pele deixando-a mais suscetível ao sol. Nosso país é muito rico em plantas, flores e frutos com potencial terapêutico, porém seu modo de utilização deve ser estabelecido de maneira científica.
- As pessoas que estão tomando remédios devem ficar atentas para os quadros alérgicos ao sol (fotossensibilização). Algumas têm alergia ao próprio filtro solar, apresentando coceiras, vermelhões e inchaços.
- Indivíduos que têm herpes labial simples, que aparece como bolinhas agrupadas evoluindo para feridas, devem utilizar bloqueador nos lábios. Estes são mais sensíveis que a pele e devem sempre ser protegidos, especialmente em crianças e pessoas muito claras.
- Todas as manchas do corpo pioram com o sol. Isto acontece com as sardas, as manchas senis e com o melasma – mancha acastanhada, simétrica, que compromete principalmente o rosto de mulheres jovens e também muito comum em gestantes.

O mito:

Quem tem muitas sardas fica mais vulnerável ao câncer de pele.

A verdade

Sardas não são pintas e nem agrupamento de células. Sardas significam somente aumento da quantidade de melanina na pele, portanto não são perigosas, nunca se transformam em pintas e não são cancerígenas.

O mito:

Filtro solar não permite bronzeamento.

A verdade

Quando utilizamos filtro solar com proteção por volta do número 15, ocorre algum grau de bronzeamento. Além disso, a pigmentação fica mais homogênea e dura mais. O bronzeado só é evitado com bloqueadores de número alto, com proteção a todas as radiações.

O mito:

É melhor deixar as pintas onde estão.

A verdade

Se a pinta for um câncer, o único tratamento adequado é retirá-la totalmente, sem que fique qualquer resquício de célula cancerosa nas margens da lesão. Se a pinta maligna permanecer, aí sim as células cancerosas se espalham para outras partes do corpo.

O mito:

Bronzeamento é uma prática saudável.

A verdade

Nossa cultura determinou que a cor bronzeada é sinônimo de saúde. Escurecer a pele com o sol é sempre prejudicial, provoca envelhecimento precoce e câncer de pele.

O mito:

Filtro solar com alta proteção contém substâncias cancerígenas.

A verdade

O filtro solar tem composição química adequada à pele, absorve a luz transformando-a em calor.

O mito:

Minha mãe teve câncer de pele, sinal de que eu também terei.

A verdade

Essa regra não é absoluta, embora estatísticas mostrem a influência hereditária na doença.

O mito:

Mulatos e negros não precisam usar filtro solar, pois não se queimam.

A verdade

Quanto mais escura a pele de uma pessoa, mais melanina e mais protegida em relação ao sol ela está. No entanto, essa proteção ainda é parcial. Os mulatos e os negros também podem se queimar e, portanto, precisam usar filtros solares.

O mito:

Quando estou bronzeado, já estou protegido e não preciso mais usar filtro solar.

A verdade

Bronzeamento prévio promove pequena proteção, em torno de 4; o que não é suficiente para evitar queimaduras e outros danos à pele em caso de nova exposição ao sol.

O mito:

Na praia ou na piscina, a solução é ficar embaixo do guarda-sol.

A verdade

Não adianta, a radiação nos atinge de todos os lados. Ela bate na água, areia, neve ou cimento e incide novamente em nossa pele. Se estivermos ao ar livre, estamos tomando sol. O uso de filtro solar é sempre "obrigatório".

O mito:

Não é necessário passar filtro solar em dias nublados.

A verdade

O uso de filtro solar é também recomendado nestas circunstâncias. A luz atravessa a camada das nuvens atingindo e agredindo a pele. É uma típica situação traiçoeira, pois as pessoas não sentem o sol, não ficam preocupadas e podem permanecer muito tempo sem proteção.

DOENÇAS INFECCIOSAS

As doenças infecciosas da pele são aquelas causadas por microorganismos e são contagiosas, podem passar de pessoa para pessoa.

Micose

No caso das micoses, o agente é o fungo.

Agentes microscópicos que crescem com facilidade em ambientes quentes e úmidos, os fungos podem ter crescimento ainda mais intenso na pele das pessoas e dos animais e na terra.

A micose mais comum é a "pitiríase versicolor", causada por um fungo chamado *malazessia furfur*, que provoca manchas redondas e esbranquiçadas na pele, principalmente no tronco e nos braços. Algumas pessoas têm predisposição para pegar esta micose, especialmente no verão, quando a temperatura mais alta favorece o crescimento do fungo. O tratamento deve ser feito com antifúngicos de uso tópico (local), sendo importante manter a pele arejada e limpa. O calor, facilitando a transpiração, é o principal fator de risco para o aparecimento desta micose.

Também podem ocorrer outras micoses de pele, causadas por fungos chamados dermatófitos. Elas normalmente aparecem como áreas arredondadas, ou ovais, com borda vermelha elevada e descamação discreta no centro. As pessoas tendem a chamá-las de "impingem". Estas lesões podem ser adquiridas por contato com cães e gatos e ocorrem comumente em pessoas debilitadas por doenças, diabéticos e indivíduos imunodeprimidos.

Tipos de micose

Micose de couro cabeludo

Esta micose apresenta-se como uma área arredondada com menos cabelo, descamação e alguma coceira. Na área infectada o cabelo fica mais curto e quebradiço. Compromete mais as crianças, é muito contagiosa e aparece freqüentemente em ambientes comunitários, como orfanatos, creches, escolinhas etc.

O diagnóstico é feito através do exame dos fios de cabelo da região afetada. Com o auxílio do microscópio ótico, os fungos são identificados dentro e fora dos fios de cabelo.

O tratamento é sistêmico (via oral), sendo que só o médico especialista pode receitar antifúngicos potentes.

Micose de pé

Tipo de micose muito comum, causa lesões variadas nos pés, como bolhas, descamação e intertrigo. A famosa frieira, que provoca maceração e avermelhamento entre os dedos, em geral é causada por fungos e acontece em pessoas que mantêm sempre os pés quentes e úmidos.

Outra micose freqüente é o "pé-de-atleta", que provoca descamação intensa principalmente da planta do pé. Ela é muito confundida com "ácido úrico". Mas é bom saber que o aumento de ácido úrico não causa esse tipo de alteração na pele.

A micose de pé pode ser tratada somente com antifúngicos locais, demorando cerca de 40 dias para regredir o quadro da infecção.

Para prevenir a micose de pé é importante secar bem os pés após o banho ou contato com água, deixá-lo arejado, evitando usar calçados fechados todo o tempo.

Micose de unha

Esta micose é a mais difícil de ser tratada. O fungo se adapta muito bem ao pé e se alimenta da queratina das unhas, causando um engrossamento, amarelamento e descamação intensa das mesmas.

O tratamento é demorado e deve ser feito com medicação sistêmica por alguns meses. Atualmente existem antifúngicos eficazes que em cerca de 6 meses podem deixar a aparência da unha normalizada. Também já existem esmaltes capazes de tratar as unhas quando a micose não avançou demasiadamente.

Piolho

Qualquer pessoa, de qualquer raça ou condição social, pode ser infestada por este "bichinho" chamado *Pediculus humanus capitis.*

O piolho é muito contagioso e a contaminação mais provável se dá em locais aglomerados ou com higiene deficiente. O sintoma principal é a coceira intensa no couro cabeludo e também no pescoço, promovendo bolinhas vermelhas e inchadas.

A lêndea, o ovo do piolho, aparece como uma escama amarelo-transparente que se adere aos fios de cabelo. É impossível confundir piolho com caspa: a escama da caspa sai facilmente, enquanto a lêndea não desgruda do fio de cabelo assim. Por promover o amolecimento dos ovos do piolho, o vinagre costuma ser usado na limpeza do infectado. Vinagre e pente fino costuma ser uma combinação eficaz.

O tratamento é feito com alguns tipos de loções antiparasitárias que devem ser espalhadas no couro cabeludo, com um algodão úmido, durante duas ou três noites seguidas. Este procedimento deve ser repetido após 7 dias para atingir as lêndeas que ainda estavam fechadas.

Escabiose (sarna)

A escabiose, mais conhecida como sarna, é causada por um ácaro que contamina a pele causando coceira intensa e deixando sulcos, bolinhas e escamações. Os locais mais afetados são as regiões submamárias, as axilas, o baixo-ventre e entre os dedos. Nas crianças menores, os pés e as mãos são mais acometidos, causando cutículas e bolhas.

A sarna não causa sintomas gerais, porém a coceira é tão intensa e inconveniente que provoca problemas de ordem social. A contaminação é possível por contato físico, por amigos e colegas de escola ou trabalho. Podemos dizer até que a incidência de sarna ainda é freqüente, a cada quinze anos costuma haver uma epidemia da doença.

O tratamento consiste em medicamentos antiparasitários específicos que devem ser espalhados por todo o corpo à noite, duas ou três noites seguidas. O procedimento deve ser repetido após 7 dias, porque os ovos podem não ser atingidos no primeiro tratamento.

Herpes

O herpes é causado por vírus e afeta grande parte da população. Existem dois tipos muito conhecidos: o herpes simples e o herpes zoster.

Herpes simples

Causado pelo vírus de mesmo nome, o herpes simples aparece em forma de agrupamento de vesículas (bolhinhas), em especial na região da boca. A pessoa contaminada sente inicialmente ardor, depois há um avermelhamento local seguido de formação de bolhinhas, e uma casquinha aparece na fase final. Pode ocorrer ainda inchaço na região afetada e mal-estar geral.

Um quadro mais grave de estomatite ou vulvovaginite pode ocorrer na primeira contaminação. O vírus permanece incubado depois dessa primeira infecção sem se manifestar, mas quando a pessoa apresenta queda de resistência, por qualquer doença, as lesões reaparecem e duram cerca de 10 dias. O herpes simples é contagioso na fase em que existem bolhinhas.

O sol também é um fator que desencadeia o herpes simples, pois diminui a resistência da pele e facilita o desenvolvimento do vírus. Os surtos de herpes têm freqüência variada. Se ocorrerem seguidamente são muito perturbadores do ponto de vista psicossocial.

O herpes simples genital, variante do herpes simples do corpo, pode ser transmitido pelo contato sexual enquanto as lesões estão ativas. Esta doença causa grandes problemas para o casal, pois é confundida com outras doenças sexualmente transmissíveis, além de ser reincidente e dolorosa.

O herpes simples pode ser tratado com medicamentos (via oral) e também com vacinas e medicações locais. Hoje existem remédios mais efetivos que conseguem controlar o surto e evitar as reincidências muito freqüentes. O caso sempre deve ser analisado pelo médico, para ser tratado da forma mais eficiente possível.

Herpes zoster

É o popular cobreiro, causado pelo mesmo vírus responsável pela catapora (varicela). Os adultos que tiveram catapora e foram contaminados pelo vírus *varicela zoster* apresentarão o quadro do herpes zoster.

Esta doença é caracterizada por vesículas que acometem o trajeto de um nervo, atingindo grande extensão, com vermelhão em sua base. Causa muita dor e é sempre mais intenso e extenso do que o herpes simples. O indivíduo contaminado apresenta inicialmente dor em algum lugar do corpo, em seguida aparece um avermelhamento, e depois, grupos e grupos de bolinhas.

A progressão da doença pode ser linear e se torna mais grave quando compromete áreas próximas aos olhos. O quadro se complica com infecção e também pode haver dor residual muito forte.

Doenças debilitantes, como câncer, Aids ou diabetes, podem predispor ao herpes zoster que, diferentemente do herpes simples, não apresenta reincidência, só ocorre uma vez.

O tratamento é feito com antivirais potentes por via oral, são também utilizados antibióticos locais.

Verrugas

Muitos sinais que aparecem na pele são chamados erroneamente de verrugas. É preciso estar atento, porque as verrugas, propriamente ditas, são causadas por vírus e, portanto, são contagiosas.

As verrugas se apresentam como pápulas ou caroços cor-da-pele, endurecidos, com certa rugosidade e alguns pontos pretos na superfície.

Elas podem aparecer em qualquer parte da pele, mas são mais freqüentes nos dedos, joelhos e cotovelos. Quando aparecem na planta dos pés, são chamadas popularmente de "olhos-de-peixe"; na mucosa genital, denominam-se condilomas.

Às vezes, aparecem muitas verrugas ao mesmo tempo durante um período, demonstrando que a pessoa apresenta algum tipo de predisposição.

As verrugas genitais são transmitidas por contato sexual, por isso consideradas como doença sexualmente transmissível.

As mulheres podem ter condiloma na parede da vagina e no colo do útero sem apresentar sintomas, o que dificulta sobremaneira o diagnóstico. Nesse sentido, é muito importante o acompanhamento do ginecologista, porque, além do problema em si, o condiloma também está relacionado ao câncer de colo do útero, tornando a mulher mais vulnerável.

Não há um tratamento ideal para as verrugas, ele depende da idade da pessoa, da localização da verruga, dos tratamentos anteriores etc. Dependendo do caso, pode-se usar pomadas, queratolíticos, ácidos, bisturi elétrico, criocirurgia (com nitrogênio líquido), infiltrações de medicamentos específicos e laser. O tratamento pode obter resultados positivos rapidamente ou ser prolongado e cansativo.

O mito:

O herpes é febre interna.

A verdade

O herpes é uma doença contagiosa – por contato pessoal – que pode ficar encubado no indivíduo. O surto sempre ocorre associado a qualquer fator de queda de resistência, como uma febre causada por infecção.

O mito:

Tenho herpes quando me alimento de abacaxi ou alimentos ácidos.

A verdade

O surto do herpes não ocorre por causa do tipo de alimento ingerido. Porém, se a acidez excessiva irritar a pele ou mucosa e, assim, baixar a resistência do organismo da pessoa, isso pode predispor ao aparecimento do vírus.

O mito:

Descamação no pé ou mão é sinal de aumento de ácido úrico no organismo.

A verdade

O aumento do ácido úrico está associado a uma doença chamada "gota" e a outras alterações clínicas que nunca provocam descamação nas mãos e nos pés. Este quadro pode significar micose, mas nunca ácido úrico.

O mito:

Manchas brancas na pele é doença de praia.

A verdade

Não é só na praia que se pega a pitiríase versicolor, que causa manchas brancas na pele. Esta micose é transmitida especialmente em lugares quentes e úmidos, porém algumas pessoas têm mais predisposição que outras.

O mito:

Micose de unha se pega na manicure.

A verdade

É possível ocorrer esta associação, especialmente se houver trauma local com ferimento e deslocamento da unha. No entanto, mesmo nestes casos, só adquirem onicomicose os indivíduos que têm predisposição.

O mito:

Verrugas saram com simpatia.

A verdade

As verrugas podem desaparecer espontaneamente, porque o próprio organismo mobiliza recursos para eliminá-la. A cura por simpatias não é reconhecida cientificamente.

ALERGIA

O termo alergia é muito usado e na maioria das vezes indevidamente. Muitas das alterações de pele chamadas de alergia são causadas por problemas infecciosos ou inflamatórios. Na verdade, a alergia tem relação com nosso sistema imunológico, responsável pela defesa do organismo.

As alergias podem acontecer por contato, por uso de remédios, alimentação, entre outros. Manifestam-se de formas muito variadas: urticária, exantema, eczemas, bolhas, placas etc.

Os remédios que mais causam alergia são os analgésicos e os antipiréticos (contra a febre). No caso dos produtos químicos, são os perfumes e os corantes os responsáveis por reações alérgicas.

Dificilmente alguma substância provoca alergia quando é usada pela primeira vez, pois o organismo precisa promover um conhecimento prévio sobre tal substância, para só depois informar as células que, em seguida, terão a memória permanente da rejeição.

Não nascemos alérgicos, porém, uma vez alérgico, sempre alérgico. A alergia pode ocorrer indiscriminadamente a qualquer produto e não tem nada a ver com sua qualidade. A alergia também é uma resposta individual relacionada à carga genética. Há famílias mais predispostas a alergias, mas a transmissão de pai para filho não é obrigatória.

As pessoas podem tornar-se alérgicas (sensíveis) a produtos que tenham usado por muitos anos ou por aqueles que estão usando pela segunda vez. Alergia não é transmissível e pode ser mais ou menos perigosa dependendo da intensidade do quadro.

Citaremos alguns quadros mais freqüentes causados por alergias.

Urticária

São placas avermelhadas, elevadas, e caroços que podem aparecer abruptamente em todo o corpo causando muita coceira.

Com a urticária, os lábios e os órgãos internos respiratórios podem inchar muito, levando também a dificuldades respiratórias. Esta alergia se apresenta como um quadro grave que precisa de socorro rápido, principalmente pelo problema respiratório.

A urticária pode ser provocada por remédios, alimentos (principalmente conservantes e corantes), cheiros muito fortes, produtos aplicados à pele etc. Muitas vezes é difícil estabelecer a causa da alergia, mas este esclarecimento é fundamental porque a reexposição provoca um quadro de reações semelhantes e até mais graves.

O tratamento da urticária é feito com cortisona e antihistamínicos, ocorrendo uma resposta quase instantânea.

Estrófulo

A alergia a picada de insetos é muito comum em crianças entre 2 e 10 anos de idade. O estrófulo se apresenta como bolinhas vermelhas, às vezes com uma bolhinha na superfície que coça muito e pode se transformar numa ferida.

O estrófulo ocorre por sensibilização ao veneno do inseto, que pode ser mosquito, formiga, pulga... Basta uma ou duas picadas, para que a criança apresente muitas e muitas bolinhas espalhadas por todo o corpo, principalmente no verão e nos ambientes rurais.

O quadro tem duração de alguns dias, comprometendo todo o corpo e deixando as crianças com manchas e cicatrizes inestéticas.

Durante a fase aguda, quando existem muitas bolinhas na pele, receitam-se antialérgicos por boca e pomadas calmantes e antiinflamatórias para uso local. Em crianças cuja rotina esteja sendo perturbada por surtos freqüentes de estrófulo, receitam-se vacinas com a intenção de evitar não apenas o sintoma, mas a alergia propriamente dita.

Eczema

Nome genérico dado a uma alteração de pele que promove vermelhidão, vesículas, coceira, engrossamento e descamação da pele. O eczema pode ocorrer em qualquer parte do corpo e é gerado por alergia, principalmente a dermatite de contato.

Esta alergia é comumente causada por metais usados nas orelhas e pulsos, como relógio, bijuterias etc. Pode ocorrer também por cosméticos, produtos químicos de limpeza, tinturas de cabelo, roupas de fios sintéticos, corantes e conservantes.

Neste caso, as pessoas têm contato com substâncias e ficam alérgicas depois de algum tempo. A lesão provoca muita coceira e é sempre mais importante onde houve o contato direto com o agente causador.

Muitas vezes, para se descobrir o agente, é necessário fazer um teste de contato: aplica-se uma bateria-padrão de cinqüenta substâncias nas costas da pessoa e, após 48 horas, retira-se o material observando a reação da pele. O teste é considerado positivo quando o local se torna vermelho, com bolinhas, e coça muito.

As mãos são as mais afetadas pelo contato com substâncias químicas. Detergentes, sabões e toda a gama de produtos desta linha podem causar alergias. Remédios de uso local, principalmente com penicilina e sulfa, também podem causar sensibilização e alergia de contato.

O tratamento nestes casos é afastar o produto ou produtos suspeitos e usar cremes ou pomadas de corticóide ou, se houver comprovação pelo teste de contato, afastar definitivamente aquela substância do alcance do alérgico. É comum a ocorrência de quadros de avermelhamento e descamação somente por irritação primária da pele. Neste caso não há sensibilização do organismo, mas somente desgaste da pele por mudança de ph e afinamento. As donas de casa sofrem com isso por manipular constantemente produtos de limpeza. Quando há somente irritação e não-sensibilização, o teste de contato é negativo e basta afastar o uso dos produtos mais fortes, como detergentes, sabões, alvejantes.

Há muita confusão entre a dermatite de contato e dermatite por irritante primário, pois a manifestação clínica pode ser a mesma. O teste de contato resolve de uma vez essa dúvida: positivo, se o caso for alérgico, e negativo, se for apenas alergia por irritação.

Fitofotodermatose

Frutas ácidas como o limão, laranja, abacaxi, figo, morango, além de algumas plantas ou perfumes cítricos, podem tornar a pele mais sensível em relação à radiação solar.

A substância encosta e penetra na pele e, em combinação com a luz do sol, provoca uma queimadura que se manifesta por manchas acastanhadas, às vezes por bolhas e avermelhamentos.

Vemos os casos mais inusitados: desenhos de mãos nas costas de pacientes, porque foram abraçados ou carregados por alguém que mexeu em laranjas; manchas no corpo todo, porque levaram um "banho" de caipirinha, enfim. É muito perigoso manipular essas folhas e frutas no sol, porque, mesmo lavando a mão ou a parte do corpo atingida, as substâncias podem permanecer na pele e provocar danos imprevisíveis.

Não há tratamento específico para a fitofotodermatose, a não ser intensificar o cuidado com o sol. As manchas vão clareando por si progressivamente. Às vezes demoram meses para desaparecer, em especial nas áreas mais expostas ao sol.

O mito:

Alergia se pega em qualquer lugar.

A verdade

Alergia nunca se pega, não é transmissível. Alergia depende de predisposição individual e do contato com a substância alergisante.

O mito:

Tenho alergia a tudo.

A verdade

A pessoa pode apresentar alergia a algumas substâncias, porém ser alérgico a tudo é muito raro. A pessoa pode ser sensível e não alérgica, apresentando irritações e sensibilidades gerais.

O mito:

Usar produtos naturais não provoca alergia.

A verdade

Qualquer substância, tanto extraída da natureza como sintética, pode causar alergia.

O mito:

A pele nunca reage a produtos com os quais está acostumada.

A verdade

Mentira. Qualquer produto a qualquer momento pode causar alergia. Um pedreiro, por exemplo, pode sensibilizar-se ao cimento depois de passados dez anos de profissão.

TRANSPIRAÇÃO

O suor é um líquido, produzido pelas glândulas sudoríparas, que mantém a temperatura do corpo. No calor suamos para perder calor; depois de tomar remédio contra a febre, por exemplo, suamos tanto que ficamos molhados e gelados para o corpo voltar à temperatura normal.

Como animais de sangue quente, nossa temperatura deve ficar entre 36 e 42 graus Celsius. Se a temperatura descer ou subir além desses limites, as células não funcionam e morrem. Daí a importância da transpiração.

As glândulas sudoríparas se localizam na derme em toda extensão da pele e apresentam estruturas enoveladas que emitem um canal que desemboca na superfície cutânea com o nome de poro (*fig. 3*).

A quantidade de suor produzida por uma pessoa varia segundo a idade, sexo, raça, e local de moradia. Os estímulos que influenciam as glândulas sudoríparas são: calor externo, exercício físico, vários tipos de doenças e alterações emocionais.

É bom lembrar que o suor não tem cheiro nenhum ao atingir a superfície da cútis, sendo formado por água, eletrólitos, toxinas e alguns elementos, como remédios ou alimentos, usados pela pessoa. É na pele que se dá o crescimento bacteriano que exala o odor desagradável do suor; este cheiro se deve às bactérias e não ao suor propriamente dito (chamado de bromidrose).

Quanto maior a quantidade de suor produzido e o tempo que ele permanece na pele, maior e mais forte é o odor da transpiração. Por esta razão, locais mais abafados, roupas e sapatos inadequados estimulam o crescimento bacteriano aumentando, assim, o cheiro desagradável.

Estresse ou alterações emocionais também aumentam muito a produção de suor das mãos, pés e axilas. Certas pessoas estão sempre com as mãos geladas ou molhadas e em situações estressantes não conseguem nem escrever.

Naturalmente estes casos são extremos e necessitam de tratamento psicológico, às vezes até o recurso da cirurgia se faz necessário (retira-se da axila um pedaço da pele, com glândulas sudoríparas, para diminuir a quantidade de líquido; no caso das mãos e pés, secciona-se parcialmente o nervo responsável por levar as informações da sudorese ao cérebro).

Nas axilas e na região genital existem glândulas sudoríparas diferentes que desembocam na mesma saída do folículo piloso, as glândulas apócrinas (*fig. 3*). Os adolescentes suam muito mais porque o funcionamento destas glândulas aumenta consideravelmente na puberdade.

Desodorante

Para o controle diário do odor da transpiração, costuma-se usar desodorantes – produtos químicos que diminuem o cheiro e a quantidade do suor.

Existem dois tipos básicos de desodorantes: o que tem antisépticos para evitar a decomposição do suor pelas bactérias (desodorizante); e o composto por produtos adstringentes que reduzem o fluxo do suor (antiperspirante).

O modo de apresentação dos desodorantes são variados: loções, aerossol, *roll-on*, creme, *spray* e gel. O melhor é aquele não muito alcoólico (para não irritar a pele), não-alérgico, de boa qualidade e que efetivamente consiga controlar o cheiro da transpiração.

Todas as pessoas ativas precisam usar desodorante e devem escolhê-lo de acordo com o tipo de pele, quantidade de suor, atividade física e tendência ou não para alergia. Mas a necessidade varia de pessoa para pessoa: algumas suam muito pouco e precisam de uma quantidade mínima de desodorante, outras devem repeti-lo três ou quatro vezes ao dia. Nesse sentido, qualquer alteração dessa característica particular – sem motivos aparentes como calor excessivo, exercícios físicos, nervosismo – indica que a pessoa deve checar o estado de sua saúde.

É importante lembrar que, quando suamos excessivamente, devemos repor a água perdida bebendo líquidos. Atenção, porque não é perdendo água que se vai emagrecer!

Tomar sauna, por exemplo, propicia uma sudorese intensa devido à permanência do corpo em local de alta temperatura. A sauna pode ser relaxante, limpar um pouco mais a pele, porém não é um método de emagrecimento. Isso porque a quantidade de água no organismo tem que permanecer a mesma e, se houver perda exagerada, o organismo irá pedir água, naturalmente!

Lembretes e recomendações

- É importante lembrar que os desodorantes aerossóis prejudicam a camada de ozônio e estão sendo substituídos por produtos mais ecológicos. Por que não evitá-los?
- O desodorante não deve ter fragrância muito forte, pois esta pode provocar alergia e ainda se misturar desagradavelmente com o perfume usado pela pessoa.
- Os desodorantes menos agressivos à pele são os desodorizantes e em forma de creme.
- Peles sensíveis devem evitar desodorantes muito alcoólicos, porque eles podem irritar ou queimar a pele.
- Deve-se ficar atento a qualquer produto que possa causar alergia, mesmo que venha sendo usado por muitos anos.
- Evitar talcos desodorizantes nas axilas e pés, pois com o passar das horas, com o local úmido pela transpiração, estes produtos deixam secreções que podem machucar a pele.
- Os desodorantes antiperspirantes podem causar obstrução nos poros de peles mais sensíveis, implicando o aparecimento de espinhas ou caroços, principalmente nas axilas.
- Doenças infecciosas como tuberculose ou outras da glândula tiróide, ou mesmo diabetes, podem aumentar a quantidade de suor.

O mito:

O negro tem cheiro mais forte por falta de higiene.

A verdade

Esta afirmação é falsa, preconceituosa e racista. A questão é bem diferente. A verdade é que variações raciais influenciam, sim, a quantidade de suor produzido pelo organismo. O tipo e quantidade de pêlos nas axilas também interferem no cheiro do indivíduo.

O mito:

Tomar um bom banho já é suficiente para eliminar o odor da transpiração.

A verdade

Banho não impede a produção de suor, banho limpa a pele. Depois de algum tempo, o cheiro de suor retorna na proporção dos estímulos apresentados ao corpo: uso de roupas sintéticas, prática de atividade física, temperatura do ambiente, características hormonais da pessoa etc.

O mito:

Perigoso é pegar o mau cheiro de outra pessoa.

A verdade

Cheiro não é contagioso. O cheiro de outra pessoa pode por alguns momentos impregnar a pele daquele que usou, por exemplo, uma camiseta muito perfumada ou fétida do colega. Nada que um bom banho não resolva!

O mito:

Crianças também precisam usar desodorante.

A verdade

As crianças não produzem quantidade de suor suficiente para ter cheiro desagradável de transpiração. É na adolescência que o uso de desodorantes se faz necessário, fase em que o suor passa a ter características mais fortes, ainda intensificadas pela influência hormonal própria da puberdade.

O mito:

Os desodorantes em geral são prejudiciais à pele. É melhor usar produtos mais naturais, como talco ou bicarbonato de sódio.

A verdade

Cada pessoa – dependendo da raça, idade, local de trabalho ou atividade, roupas etc. – deve escolher o desodorante que mais lhe convém. Deve-se lembrar que desodorantes de boas marcas são feitos com produtos adequados para não irritar a pele. É bom reforçar que receitas caseiras e produtos "naturais" não devem ser usados como desodorantes, pois podem causar efeitos imprevisíveis.

O mito:

Tem chulé quem não lava o pé.

A verdade

A falta de higiene pode piorar o cheiro dos pés, mas não é a explicação única para o problema. O uso continuado de tênis, calçados de borracha, meias sintéticas e muito escuras também favorecem o chulé. As micoses de pé e unha, assim como as descamações na pele, aumentam igualmente o mau cheiro nos pés. Lembre-se, no entanto, que na adolescência o cheiro pode ser mais forte por influência hormonal.

O mito:

Desodorantes em creme são os melhores.

A verdade

Nem sempre, pois em certos casos o creme pode ser pesado e ajudar a obstruir os poros causando espinhas e caroços nas axilas. Mas, sem dúvida, os menos agressivos à pele são os desodorizantes e em forma de creme.

EMOÇÕES E A PELE

Coceiras aparentemente sem causa, lesões de pele e insensibilidade cutânea. A causa destes problemas pode estar muito além das fronteiras da cútis e ainda estar sinalizando sérios distúrbios psíquicos.

Estudos na área de dermatologia dão conta de que 40% dos pacientes que procuram médicos desta especialidade têm algum problema emocional.

Quando uma pessoa se automanipula, causando ferimentos na pele, costuma alegar que já havia uma escoriação anterior e que ela ardia e coçava. Este tipo de comportamento pode ser sinal de uma depressão endógena, que também traz outros sintomas, como insônia, intestino preso, anorexia (redução ou perda de apetite), entre outros.

A queixa de prurido (coceira) generalizado pode significar um estado de ansiedade – muitas vezes de extrema gravidade – capaz de levar pessoas a ter idéias suicidas. As coceiras intensas na região genital também podem significar graves problemas de ordem sexual.

Outro quadro delicado relacionado à doença mental é a chamada dermatite factícia ou artefato, em que o paciente provoca uma lesão na pele, geralmente ulcerada e de aspecto bizarro, podendo ou não ter consciência deste ato. Neste caso, o paciente pode estar demonstrando o primeiro sintoma de um psicose ou de uma depressão severa, ou ainda estar submetido a um nível de ansiedade insuportável.

Arrancar o próprio cabelo, a sobrancelha ou os cílios é um forte indício de doença obsessivo-compulsiva. Neste grupo, também podem ser incluídos os roedores de unha e aqueles que apresentam dermatite de mãos – porque as lavam compulsivamente, dez a quinze vezes ao dia.

Além da relação com doenças psíquicas mais graves, os problemas emocionais também estão associados a dermatoses mais comuns, como vitiligo e psoríase.

Vitiligo

Essa dermatose é caracterizada por manchas acrômicas (sem cor) de tamanhos e formas variadas que se espalham por todo o corpo sem apresentar nenhum outro sintoma.

O vitiligo não é contagioso e ocorre mais freqüentemente em pessoas jovens e não atinge nenhum órgão interno, porém é devastador no aspecto psicológico e social. Sua causa não é totalmente esclarecida, mas existem teorias variadas.

Independentemente da origem, os médicos que lidam com esta doença têm a percepção nítida da sua relação com aspectos emocionais. Vários doentes que apresentam vitiligo relatam o aparecimento das primeiras manchas após traumas emocionais significativos. Há ainda uma relação importante, e por que não dizer direta, entre o estresse e o aumento do número de manchas na pele, pois, em épocas tranqüilas, o vitiligo se apresenta controlado e sem manchas novas; após períodos conturbados, as manchas começam a progredir assustadoramente.

A ciência ainda não encontrou respostas exatas para muitos problemas da saúde humana. No entanto, é impossível desprezar a observação clínica quanto à influência do emocional em algumas doenças. Ela é muito clara tanto para o doente como para o especialista que trata do vitiligo. Provavelmente as alterações emocionais desequilibram o organismo favorecendo alterações hormonais e imunológicas que podem desencadear e piorar o vitiligo.

Os melhores resultados terapêuticos são atingidos em pacientes que tratam a doença medicamente e também abordam e cuidam do lado emocional. Os processos psicológicos causam sofrimento e às vezes é melhor esconder-se ou chamar a atenção através de uma doença. Encarar os problemas de frente é a melhor solução; em geral isso piora as lesões do vitiligo, mas em seguida encaminha o indivíduo para uma cura segura e duradoura.

Psoríase

Doença considerada de difícil controle, a psoríase provoca o aparecimento de placas vermelhas descamativas na pele.

É como se o corpo todo ou partes dele resolvessem declarar guerra, fazendo com que as células se multiplicassem numa velocidade fora do comum.

Para se ter uma idéia, uma célula da epiderme, em circunstâncias normais, vive 28 dias – tempo que envolve nascimento, multiplicação e morte. Dentro de um quadro de psoríase, este ciclo de vida cai para 3 dias.

Estima-se que 3% da população brasileira seja vítima dessa doença crônica, caracterizada como não-transmissível (portanto, não causada por agentes externos como bactérias, vírus e fungos) e isolada de qualquer comprometimento interno do organismo. Psoríase não causa dor, apenas confere ao seu portador uma aparência desagradável, fato que muitas vezes impõe o isolamento social do indivíduo. Não se sabe ainda ao certo o que leva uma pessoa a ter psoríase. Alguns estudos indicam que a doença pode estar relacionada a fatores psicológicos.

Foi observado que a tensão emocional e o estresse podem influenciar o surgimento das crises, além de fatores como a predisposição genética aliada a estímulos recebidos durante a vida, entre eles, as infecções.

Assim como no vitiligo, o surgimento ou a piora das lesões da psoríase parecem estar associadas a traumas emocionais. Além disso, geralmente o paciente com psoríase é exigente, crítico, perfeccionista, apresentando maiores dificuldades com os problemas do dia-a-dia. Novamente, o estresse deve agir como um índice provocador, pois altera parâmetros químicos e imunológicos do organismo.

Várias outras doenças da pele, como *alopécia areata* (pelada), líquen plano, urticária crônica, desidrose etc., têm os aspectos emocionais como relevantes para uma resposta terapêutica; reforçando melhor que os indivíduos não são fragmentados, mas, sim, um conjunto único de corpo e mente.

A verdade é que o médico sempre tem mais sucesso quando, além dos medicamentos adequados, pode melhorar as alterações emocionais do paciente.

O mito:

Vitiligo é transmissível por contato físico.

A verdade

Não, vitiligo não é contagioso. Pode-se encostar sem medo numa pessoa que tenha esta dermatose.

O mito:

Banhos de sol pioram o vitiligo.

A verdade

Embora, no caso do vitiligo, a pele não apresente pigmentação e seja mais sensível, a luz do sol não piora o quadro. Ao contrário, banhos de sol são usados como tratamento por estimular a produção de melanina na pele.

O mito:

Do vitiligo para o câncer de pele é um pulinho.

A verdade

Estatisticamente não há uma relação direta entre estas duas doenças. Pacientes com vitiligo não têm mais câncer de pele do que outras pessoas.

O mito:

Psoríase não tem cura.

A verdade

Certas pessoas parecem ter uma tendência individual – genética e emocional – para a psoríase, e isto dificulta curá-la definitivamente. Ainda assim, sob a luz de novas pesquisas e medicações mais eficientes, é possível controlar a doença e manter a pessoa sem as desagradáveis lesões de pele.

O mito:

Psoríase é doença contagiosa.

A verdade

Não, psoríase não é contagioso. A pessoa afetada não compromete nenhum outro indivíduo que dela se aproxime. Por serem descamativas e inflamadas, as lesões da pele causam má impressão, mas jamais carregam consigo agentes contaminantes.